Compulsão Alimentar Em português/ Food Compulsion In Portuguese

Guia Para Parar e Superar a Compulsão Alimentar

Sumário

dificuldade ou danos que podem os suceder após assumir as informações aqui descritas.

Adicionalmente, as informações encontradas nas seguintes páginas são apenas para fins informativos e devem então ser consideradas universais. Como é própria de sua natureza, a informação apresentada não tem garantia em relação à sua validade contínua ou qualidade provisória. As marcas registradas mencionadas foram feitas sem consentimento escrito e não podem de modo algum ser consideradas um patrocínio do titular da marca.

Introdução

Parabéns por baixar *Compulsão Alimentar: Guia Para Parar e Superar a Compulsão Alimentar* e obrigado por o fazer. A obesidade está onipresente hoje em dia. Em muitas cidades, mais de metade dos adultos são obesos e muitas das crianças também. Um dos maiores contribuidores para a obesidade é a compulsão alimentar. Ela é quando alguém é levado a comer compulsivamente e continua comendo, passando do ponto da saciedade e até da dor física. Muitas vezes é feita em um estado alterado de consciência, no qual quem come nem nota que está comendo. A compulsão alimentar e, muitas vezes, um fator que contribui para a epidemia de diabetes.

Os seguintes capítulos discutirão as causas da compulsão alimentar e como parar. Ao aprender o que causa um episódio de compulsão alimentar, a pessoa fica empoderada para romper o ciclo que a mantém sem saúde nem alegria. Os maus hábitos que te mantêm preso na compulsão alimentar contínua são descritos, junto com uma maneira fácil de se livrar deles. Um guia para fazer um plano alimentar, que te dará total controle sobre o seu consumo de alimentos, está incluso. Por fim, um capítulo devotado a estratégias de sucesso contínuo para evitar a compulsão alimentar e seus males associados.

Há diversos livros sobre este assunto no mercado, obrigado mais uma vez por escolher este! Todos os esforços foram feitos para assegurar que esteja o mais cheio de informações úteis quanto é possível, por favor, aproveite!

Capítulo 1: Identificando e Superando as Causas da Compulsão

Você diz para si mesmo que não vai se deixar levar desta vez. Precisa ser um pouco mais forte. É só uma questão de força de vontade. Você se segura por um tempo e depois cede à vontade da compulsão. Bolachas, sorvete, arroz frito, tacos – não importa. Mesmo que sejam comidas que você ama, acaba não gostando. Só come sem pensar. Talvez tudo de uma vez ou o dia todo. Pode nem se lembrar de comer depois. Por fim, começa a se sentir mal e cheio demais. Mas continua comendo. Só mais um pouco... e depois não consegue mais comer. Não há espaço fisicamente no seu estômago. Incapaz de comer mais, tudo que sobra é se livrar das provas e começar o ciclo da culpa e da vergonha. É assim que é a compulsão alimentar.

É um comportamento compulsivo. Tem um ritual e um padrão. É movido pelo subconsciente. Você não tem muito controle sobre isto. A vontade de ceder pode te consumir. Não começa e termina com a compulsão alimentar. É um ciclo, um sistema que se perpetua. Há um gatilho, uma sessão de comilança e depois vergonha e um sentimento ruim. Estas repercussões te deixam mais suscetível a começar o ciclo de novo e de novo.

Há sérias consequências para a compulsão alimentar. As mais associadas a ela são a diabetes e a obesidade. Cada uma vem com custos financeiros e de saúde potencialmente sobrecarregadores. Também há complicações a longo prazo na saúde mental que surgem ao comer compulsivamente. A imagem corporal negativa e a vergonha associadas aos transtornos alimentares podem causar depressão e uma sensação de desamparo. Fora os efeitos sérios a longo prazo, também há os imediatos. Náuseas, dor abdominal e baixa energia têm um impacto na qualidade de vida, assim como o sentimento de mal-estar que vem depois da compulsão.

A causa da compulsão alimentar é desconhecida. Provavelmente é uma combinação de fatores psicológicos, ambientais e biológicos – todos agindo na mente subconsciente. O ato da compulsão é feito em um estado alterado de consciência. Por estas duas áreas serem algo for a do nosso controle consciente, a melhor maneira de consertar o problema é lidar com algo sobre o qual temos controle: gatilhos.

Qualquer coisa pode servir de gatilho. Provavelmente há tantos gatilhos quanto há pessoas. Só depende do indivíduo que o usará ou não para começar na compulsão. Pode ser um cheiro, um pensamento, estresse no trabalho ou em casa, ou apenas um mau hábito.

Reconhecer seus gatilhos é necessário para interromper o ciclo e parar de comer compulsivamente.

Alguns gatilhos são facilmente reconhecidos. O mais óbvio é a fome. É o mais óbvio e o mais difícil de superar na hora. Quanto mais fome tiver, mais comida fará/pedirá e mais comerá. Na verdade, ter fome quase garante que você faça da sua próxima refeição uma sessão compulsiva, seguida por um sentimento ruim e de vergonha.

Nem todos os gatilhos são óbvios. Muitos estão escondidos em nossa psique e até em nossa função metabólica. O que significa que seu corpo é seu próprio gatilho para comer compulsivamente. A desidratação pode ser outro. Às vezes o corpo manda uma mensagem de consumir água ao te deixar com sede. Mas por causa de todas as comidas conterem um pouco de água, o corpo também pode sinalizar para você comer mais para reabastecer o estoque de água.

Níveis baixos de nutrientes necessários no sistema podem levar à compulsão alimentar, já que o corpo pede mais comida para reabastecer eles. Qualquer que seja o gatilho, saber dele é o primeiro passo para lidar com ele.

Não dormir o suficiente pode te deixar menos alerta e, portanto, te deixar mais suscetível à compulsão alimentar. Quando você não se sente bem, pode fazer decisões ruins e ficar preso no ciclo da compulsão. Por si só, a falta de sono pode causar um ganho de peso. Acrescente a compulsão alimentar e pode ver como a falta de sono funciona contra você na sua busca por uma saúde melhor.

Muitos gatilhos podem ser difíceis de evitar, como o estresse. Nunca se sabe quando terá problemas no trabalho ou com um cônjuge. O mundo é um lugar estressante e coisas aleatórias e indesejadas acontecem. Como evitar o inevitável? Não se evita isto. Há uma variedade de coisas que reduzem o estresse que você pode fazer para se acalmar. Meditação, exercícios, exercícios de respiração ou algum outro método podem te impedir de comer demais.

A saúde mental também pode causar a compulsão alimentar. A depressão e outros problemas na saúde mental podem nos fazer comer demais. A comida pode ser usada para se automedicar. Ela nos acalma e nos alegra da mesma forma que drogas. Também faz sentido que tentaríamos aliviar a angústia da doença mental com a comida, levando à necessidade de ajuda de profissionais da saúde mental.

A melhor maneira de encerrar a compulsão é reconhecer os gatilhos e armadilhas que nos levam à compulsão e outros comportamentos indesejados. Saber quais são seus gatilhos te dá a primeira parte do controle sobre a compulsão alimentar. Fazer uso deste conhecimento é o próximo passo na batalha. Pratique se distanciar dos gatilhos que se aplicam a você. Faça com que não ficar preso nestas armadilhas seja um hábito. Quanto mais fizer isto, mais fácil fica. Mantenha-se alimentado e hidratado. Escolher comidas frescas de maior qualidade, para maximizar a saúde e o bem-estar, é fundamental para ter uma vida livre da compulsão. Cuide-se e faça um esforço para ficar com uma boa forma e ativo. Durma o suficiente. A falta de sono pode levar ao ganho de peso e diminuirá sua saúde, o que oferece um risco maior de sofrer gatilhos. Com autocuidado o suficiente, os hábitos alimentares não saudáveis e seus efeitos podem ser minimizados.

Capítulo 2: Gerenciando sua comida

Comemos para gerar energia, para fazermos todas as coisas necessárias para a sobrevivência e reabastecer as matérias-primas necessárias para construir e remendar os tecidos do corpo. Infelizmente, muitas das comidas de hoje são muito altas em calorias e muito baixas em nutrientes. Isto causou uma população que ao mesmo tempo que é obesa, também é malnutrida! Além da obesidade, o que comemos causa diabetes e uma saúde ruim no geral. Para quem come compulsivamente, os efeitos desta dieta se multiplicam.

Os alimentos consumidos compulsivamente costumam ser quase exclusivamente as piores partes de uma dieta que já não é saudável. Comer compulsivamente alimentos extremamente altos em calorias, como doces processados, carnes gordurosas e comidas fritas, pode adicionar o equivalente a dias de calorias em apenas alguns minutos. Comer estes alimentos doces e processados pode ser catastrófico para a saúde da pessoa. E piora. Há, pelo menos, três maneiras nas quais os alimentos processados podem *causar*, ou pelo facilitar, a compulsão alimentar.

Aumento do Açúcar no Sangue

As comidas com muito açúcar refinado, assim como com carboidratos simples (produtos com farinha branqueada) são muito facilmente metabolizados pelo sistema digestório. Podem ser decompostos em glicose (açúcar no sangue) em apenas alguns minutos. Ela é o combustível que usamos para energizar os sistemas do nosso corpo. Os níveis de glicose no sangue sobem quando comemos açúcares e carboidratos simples, porque o corpo os decompõem em combustível, que é depositado muito rapidamente na corrente sanguínea. Em outras palavras, ganhamos uma dose muito grande de combustível... exageradamente, na verdade, para usar tudo de uma vez. O corpo reage ao açúcar no sangue ao liberar insulina, o que começa o processo de armazenar a energia em excesso como gordura. Enquanto o nível de glicose abaixa, a nossa energia também. Este ciclo de açúcar extremamente alto no sangue seguido pelo açúcar extremamente baixo no sangue é o que causa a diabete. Também pode ser um gatilho para a compulsão alimentar. Quando o açúcar do nosso sangue fica muito baixo, comer de novo faz ele aumentar. O corpo manda sinais que nos mandam comer; e comer demais muitas vezes é o resultado. Este pode ser um ciclo de respostas de causa e efeito que nos prende muito fácil e pode ser difícil de sair.

Comidas de qualidade, como frutas frescas e vegetais, carnes magras e peixe são mais difíceis do corpo decompor e retirar energia delas. O resultado é um aumento lento do açúcar no sangue, sem o pico que não é saudável. Os açúcares extraídos das comidas boas lentamente entram aos poucos na corrente sanguínea e dão uma energia consistente por horas, em vez de minutos. Pense nisto como a diferença de jogar um tronco no fogo e jogar uma lata de gás no fogo. O gás liberará uma quantidade enorme de energia, mas vai sumir em alguns segundos. O tronco continuará queimando e dará calor por um longo tempo.

Comidas Processadas são Pobres em Nutrientes

Outro aspecto da dieta de fast food/comidas empacotadas é que são geralmente baixas em nutrientes necessários para ter uma boa saúde. Processar comidas, como moer, ferver e preservar, retira vitaminas, minerais e outros nutrientes valiosos. Nossos corpos reagem à falta de nutrientes ao insistir que devemos comer mais para obtê-los. Outro ciclo que se autoconserva – os alimentos que comemos não nos nutrem e nossos corpos exigem mais, mesmo quando não estamos com fome, em uma tentativa em vão de reabastecer os estoques de nutrientes. Muitas comidas processadas contêm aditivos químicos, que não são digeríveis. Para poder se livrar destes produtos químicos, o corpo se esvai mais dos nutrientes necessários para eliminar os aditivos.

Comidas ricas em nutrientes substituem os estoques de vitaminas e minerais que o corpo precisa. É por isto que comer uma refeição de qualidade satisfaz sem necessariamente te encher. Faltavam nutrientes no corpo, não calorias.

O Açúcar Vicia

Provavelmente o aspecto mais traiçoeira de uma dieta alta em açúcar é que ela pode viciar muito. Cada vez mais, os cientistas estão obtendo evidências que o açúcar pode ser tão viciante quanto drogas pesadas, como a cocaína. O açúcar, em doses altas, altera a química do cérebro do mesmo modo que a cocaína e a heroína. Como outras drogas viciantes, quanto mais o açúcar for ingerido, mais quererá comer. É mais um padrão cíclico que se reforça em quem come compulsivamente.

Limitar ou evitar o açúcar processado é a melhor maneira de lidar com o vício. Mas, mais importante que remover as comidas da sua dieta, é adicionar o tanto certo de comidas densas em nutrientes, que seu corpo precisa para crescer, se curar e se energizar. Comidas como carnes magras, frutas frescas e vegetais, peixe, nozes e sementes te darão todos os pilares e a energia consistente que você precisa. Não é uma questão de escolher comidas boas ao invés de comidas ruins. Se comer os alimentos bons que gostar e que forem saudáveis, você provavelmente descobrirá que quer menos comidas processadas.

Decidir quando comer pode ser tão importante quanto o que comer. As refeições devem ser espaçadas para minimizar a fome. Ela é o pior gatilho de todos para a compulsão alimentar. Se você estiver esfomeado, então há poucas possibilidades de evitar a compulsão. Uma agenda ideal teria o café da manhã servido o mais tarde possível – mas não tão tarde que as pontadas de fome te façam comer demais. Quanto mais tarde tomar o café da manhã, maior será o "período de jejum" entre o jantar de ontem e o café da manhã. Quanto mais longo for o período de jejum, mais calorias serão consumidas. De maneira semelhante, jantar mais cedo alongará o período de jejum, promovendo a perda de peso. De novo, o jantar não deve ser tão cedo que você sinta fome antes de ir para a cama, porque isto eventualmente te levará a comer demais.

Controlar os alimentos que você come e quando come pode aliviar muitos dos fatores que levam à compulsão alimentar. Mudar para uma dieta com comidas de alta qualidade, que limita sua ingestão de comidas processadas, te ajudará mais a ter uma vida mais saudável.

Capítulo 3: Dê Um Basta Na Dieta e Nos Outros Maus Hábitos

Dietas que são da moda não funcionam. A maioria te ajudará a perder peso no curto prazo. Mas a grande maioria das pessoas ganhará de volta este peso perdido. Muitas vezes elas ganham mais do que perderam. As dietas normalmente são muito restritivas, tanto no tipo de comidas permitidas quanto na quantidade. Pode ser um trabalho duro ficar em uma dieta. Especialmente se não gostar dos tipos de comidas permitidas. As dietas podem sentir como um castigo e eventualmente nos afastamos delas e pulamos nos braços da compulsão alimentar.

As dietas estão condenadas ao fracasso. Pensamos nelas como um sofrimento temporário, que podemos parar assim que perdermos o peso que queremos perder. Então mesmo se conseguir perder cada grama que queria ter perdido, não há nada te impedindo de ganhar tudo de novo assim que parar com a dieta. Poucas pessoas chegam até este ponto. As dietas normalmente são abandonadas muito antes das metas de perda de peso serem atingidas. Falhar na dieta é um dos muitos hábitos ruins que levam à compulsão alimentar.

Vícios em comidas, como o vício de drogas e álcool, podem ser muito difíceis de controlar. Os hábitos, por outro lado, são relativamente fáceis de mudar. Eles se formam com a repetição e rotina. Há pouco, se houver, apegos emocionais nos hábitos. Desfazer um hábito ruim pode ser tão simples quanto fazer outra coisa repetidamente até se tornar habitual. Alguns maus hábitos comuns que nutrem a compulsão alimentar são:

Esperar Demais para Comer

Você pensa que se se controlar e esperar antes de comer, perderá mais peso. Ou talvez só perdeu a noção do tempo e não percebeu até depois de ficar esfomeado. Seja como for, agora é provável que vá comer demais. É quase impossível não fazer isto quando se tem compulsão alimentar. Este hábito é facilmente rompido ao planejar os horários de refeição e ter a comida preparada e pronta para levar.

Dia Livre (dia do lixo)

Algumas pessoas acreditam que se permitir comer compulsivamente periodicamente, isto fará a vontade sair do seu sistema. Um dia por semana, você deve se permitir comer o que quiser em quaisquer quantidades. Esta é uma má ideia, porque reforça a ideia de que a compulsão alimentar é aceitável às vezes. Muito rapidamente começará a acontecer com mais frequência e depois, todo dia é potencialmente um dia livre.

Comer no Carro

Todos fazemos isto, especialmente os compulsivos. No carro, você está isolado do mundo exterior e pode comer com privacidade. É exatamente assim que muitas pessoas preferem comer compulsivamente. Os tipos de alimentos que comemos no carro são quase sempre fast foods ou comidas completamente processadas e empacotadas. Então mesmo se não comer compulsivamente no carro, o que se come lá, com certeza, terá calorias vazias.

Nada Além de Comidas Processadas em Casa

Comer só coisas processadas pode causar a compulsão alimentar, como vimos no capítulo anterior. Ter na mão apenas comidas processadas significa que é o que você vai comer quando tiver fome. Busque sempre ter comidas boas disponíveis.

Comer o que Não Gostamos

Achamos que, para perder peso e ficarmos saudáveis, temos que sofrer. Parte deste sofrimento é comer o que não gostamos, porque estes alimentos são bons para nós. Se ficar com fome e só tiver couve em casa, você pode sair e comprar fast food. Compre e coma alimentos saudáveis que quiser comer.

Pensando no Exercício Como Castigo

Costumamos pensar no exercício como uma punição por comer demais. Quando pensamos desta maneira, é algo pesado que não rende. Você tem que se forçar a ir e mal vê a hora de ir embora. O exercício, como as comidas saudáveis, deve ser agradável para haver uma chance de continuar fazendo ele. Escolha algo que gosta para se exercitar. Ser ativo é uma das melhores coisas que pode fazer por si mesmo. Encontre algo do que gosta e faça isto.

Lanchinhos

Os lanches podem ser uma maneira eficiente de dar uma segurada no apetite ou te fazer aguentar até a próxima refeição. Porém, na maioria das vezes, é só um mau hábito que pode rapidamente desenvolver uma compulsão alimentar. Se precisar fazer lanches, os limite a comidas saudáveis em porções pequenas.

Álcool

Beber álcool nos deixa desinibidos e muitas vezes leva à comilança. Uma compulsão movida a álcool é particularmente ruim, porque há muitas calorias na maior parte das bebidas alcoólicas. Uma noite de bebedeira pode ser o mesmo que consumir muitas calorias em uma refeição inteira. A bebida em excesso pode te fazer ingerir mais calorias do que em um dia inteiro de refeições. Beber menos e comer uma boa refeição antes de beber pode ajudar, mas evitar o máximo que possível é melhor.

Desistir das dietas é fácil. Mudar outros maus hábitos é geralmente fácil também. Um pouco de planejamento resolve a maioria, o resto só precisa de um bom hábito como substituição. O benefício de desistir de todas elas é uma habilidade aprimorada de evitar os episódios compulsivos.

Dietas não ajudam. Muitos de nós fazemos dietas nossas vidas todas. Não perdemos peso permanentemente na dieta e, pior, ela nos mantêm em um ciclo de fome, depois compulsão, depois vergonha e de volta para a dieta. É uma armadilha que nos impede de fazer o que realmente nos curará. Outros maus hábitos têm um efeito semelhante. Eliminar comidas ruins relacionadas aos hábitos abre o caminho para uma saúde melhor. É o começo se construir um plano de como vai comer no futuro.

Capítulo 4: Crie Hábitos Sustentáveis Alimentares e de Vida

Como vimos, as dietas não te ajudarão a perder peso. Também não te ajudarão com a compulsão alimentar; na verdade a dieta pode ser parte do ciclo que nos leva à compulsão alimentar. Quando a dieta falha, começamos uma comilança caótica e não planejada. É nestes momentos que mais nos danificamos com comida. As escolhas alimentares são feitas no momento e costumam ser comidas reconfortantes e processadas. Desejamos o que fomos proibidos de comer durante a dieta que acabamos de abandonar. Mesmo se o gosto não for bom, comemos por rebeldia contra a opressão da dieta. Comer de maneira caótica não é uma solução, então o que devemos fazer? A resposta é ser inteligente sobre o que come. Escolha comidas boas e planeje as refeições.

As dietas falham porque são restritivas e tiram suas comidas favoritas de perto de você. Em vez de tirar comidas, adicione as que são frescas e densas em nutrientes de alta qualidade. Coma o bastante destas comidas para energizar e saciar seu corpo.

É importante lembrar de encontrar as comidas saudáveis que você gosta. Todos gostam da ideia de couve, mas ninguém gosta de comer couve. Se tentar se forçar a comer, fará uma tentação à compulsão por consequência. Comer deve ser prazeroso, não tedioso. Se gostar de comer, desta maneira continuará a comer. Se não, não vai. Não está limitado só para comidas saudáveis. Outros alimentos, menos saudáveis, ainda podem ser comidos, mas não são mais o foco da refeição. Já que pode comer o que realmente quer, não há nenhuma restrição contra a qual se rebelar. Se estiver com vontade de algo, pode comer, só certifique-se de cuidar de todas as necessidades nutricionais do seu corpo antes.

Planejar sua refeição te dá total controle sobre o seu consumo de alimentos. Quando decidir o que vai comer previamente, poderá escolher as comidas que te nutrem e saciam. Terá mais controle sobre o tamanho da porção quando planeja uma refeição. A maioria das pessoas come o que estiver pela frente, mesmo se for mais do que elas queriam. Ao definir um tamanho de porção previamente, poderá reduzir a comilança. Também poderá controlar a quantidade de comidas processadas que você come. Isto te permite ter as comidas que deseja, mas em quantidades menores, misturadas com comidas nutritivas.

Ter um plano de refeições inclui decidir o que comer. Como já falamos, o horário das refeições tem um grande papel para evitar os gatilhos, assim como maximizar o uso da energia ganha com o alimento. Espaçar mais as refeições aumenta o número de calorias queimadas, mas também cria o risco de aumentar a fome e o risco de comer compulsivamente. Encontrar um equilíbrio entre os dois é necessário e depende das suas metas. Se a perda de peso for o objetivo primário para mudar seus hábitos alimentares, então espace mais suas refeições, especialmente o tempo entre o jantar e o café da manhã. Se acabar com a compulsão alimentar for sua principal preocupação, diminuir o tempo entre refeições seria melhor.

Uma decisão importante a se fazer no plano de refeições é se quer ou não permitir os lanchinhos. Eles podem ser um problema. Quando comemos compulsivamente, não pensamos conscientemente na comida ou no ato de comer. Em outras palavras, não estamos conscientes sobre nossos alimentos. Quando comemos algo de que gostamos, a comida deve ter toda a nossa atenção. Se estiver comendo sem pensar e nem notar, por que se dar ao trabalho de comer? Os lanches normalmente não são uma alimentação consciente. Comemos algo enquanto trabalhamos ou assistimos televisão. Pode ser por isto que os lanches nos levam a comer demais tão facilmente. Mas se planejá-los, então tudo bem. Lanches gostosos, de alta qualidade e medidos podem te fazer aguentar entre as refeições e te impedir de comer vorazmente até a compulsão ser inevitável. Ao ter um plano de refeições, os lanches podem ser uma parte benéfica da sua rotina diária. Sem o planejamento, eles são um convite para a compulsão.

Ao planejar o que come e agendar quando come, você elimina muitas das armadilhas que levam à compulsão alimentar. Também se dá a habilidade de controlar seu consumo de comida e ajustá-lo de acordo com as metas que quer atingir. Você decide se quer ajustar seu plano para perder peso, gerenciar a compulsão, ou os dois.

Junto com um plano alimentar, um para dormir o suficiente e se exercitar fará que seu plano de refeições tenha mais sucesso. O sono e o exercício te fortalecem e te reabastecem.

Encontrar uma forma de exercício da qual gostará de verdade e agendar fazer ela regularmente, aumentará sua habilidade de controlar sua alimentação e sua vida. De preferência, fará algo que gosta e que torce para chegar a hora. Se for algo que quiser fazer, há muito mais chances de continuar fazendo isto.

Por fim, dormir o bastante é necessário para ter todos os benefícios de que come e do exercício. Uma boa noite de sono te permitirá perder peso. Quando seu sono está em falta, seu corpo segura o peso e é extremamente difícil perdê-lo. O exercício quebra os músculos e ossos. O corpo repara e fortalece melhor os músculos e ossos quando você dorme. Comidas boas, exercícios e um bom sono te ajudarão a se sentir e parecer melhor. Como você se vê já é meio caminho andado para como você se trata.

Agora você tem as ferramentas necessárias para mudar como come e como se sente. Tem controle sobre muitos dos gatilhos que causam a compulsão alimentar. Os efeitos dos gatilhos que não estão sob seu controle podem ser silenciados ou evitados completamente, por causa dos planos que você agora tem. Com estas ferramentas, a motivação para a compulsão alimentar pode ser gravemente enfraquecida ou retirada completamente. A última parte do quebra-cabeças é manter seu plano alimentar e se isolar mais de uma possível recaída.

Capítulo 5: Autoaceitação e Evitando a Recaída

Assim que seus gatilhos estiverem sob controle e você estiver comendo refeições saudáveis e nutritivas em horários regularmente agendados e tudo está indo bem, como evita uma recaída? Como já foi discutido nos capítulos acima, evitar os gatilhos é extremamente importante. Mas às vezes eles são difíceis de serem evitados. Ter uma imagem corporal negativa faz com que se ver no espelho seja, potencialmente, um gatilho. É bem difícil se evitar, então se a imagem corporal negativa for um gatilho para você, terá que descobrir maneiras de melhorar como você se vê.

Uma imagem corporal negativa significa se sentir desconfortável na sua própria pele. Você não acredita que é atraente ou que é digno da atração dos outros. Sente ansiedade e vergonha sobre o tamanho do seu corpo e se vê como um fracasso por deixar isto acontecer.

 Pode ser um gatilho para alguns, mas mesmo se não levar diretamente à compulsão, isto pode ter um papel na recaída. Quando você se sente bem sobre a sua aparência, fazer o esforço e se sentir e parecer mais saudável é mais fácil. Se não gostar da sua aparência, isto pode te desanimar e diminuir suas chances de fazer escolhas saudáveis. Manter uma imagem corporal positiva é importante para manter uma vida livre das compulsões. Se, toda vez que se olha no espelho, você fica deprimido, pode acabar se encontrando em um ciclo de comilança. Este capítulo é sobre melhorar a imagem corporal e outras maneiras de reduzir o risco de recair na compulsão alimentar.

As causas da imagem corporal negativa são, em grande parte, devido à apresentação de corpos ideais como normais na mídia. As crianças crescem em um mundo acreditando que os corpos perfeitos que elas veem na mídia são como elas devem ser e que elas têm falhas. Nós nos ocupamos em nos compararmos a estes corpos perfeitos que vemos e descobrimos que falta algo. Sentir-se assim sobre seu corpo pode te deixar com um excesso de autoconsciência em público. Sentimentos negativos sobre nossa aparência são sentimentos negativos sobre quem você é. Há formas de combater a imagem corporal negativa.

Aceite-se por Quem Você é

Ninguém é perfeito. Você quer se parecer com aquele ator ou com aquela supermodelo? Não é possível. Nem *eles* têm essa aparência! Equipes de personal trainers, nutricionistas, maquiadores, terapeutas do sono, cirurgiões plásticos e outros são pagos para fazê-los parecer o melhor que for humanamente possível. Mesmo com toda esta ajuda e um fotógrafo profissional com uma iluminação perfeita, as fotos deles ainda passam pelo photoshop. A perfeição não existe. Estas imagens aprimoradas de pessoas aprimoradas são exibidas para fazer você se sentir inferior, para que compre mais produtos.

Ignore a Mídia

Evite ofertas da mídia que só apresentam discussões e imagens corporais "ideais". As indústrias da publicidade, moda e entretenimento não são suas amigas quando se trata de imagem corporal. Nada te fará se sentir mal sobre sua imagem corporal mais rápido do que se comparar a uma supermodelo de dois metros de altura com curvas incríveis e uma cinturinha da largura de um lápis, ou aquele ator perfeitamente talhado com a barriga de tanquinho. É fácil cair na armadilha. Imagens de corpos perfeitos estão por todo o lado. Mas, se parar de olhar para as revistas, televisões ou seu celular e olhar para as pessoas ao seu redor, elas também não se parecem com as pessoas nas fotos. Elas provavelmente se parecem com você.

Foque no Positivo

Encontre algumas coisas sobre o seu corpo que você gosta e foque nestas coisas quando pensamentos negativos surgirem. Melhor ainda, tente se olhar pelos olhos de alguém que te adora. O que ele gosta sobre seu corpo? Em vez de se repreender pelas imperfeições, foque nas suas qualidades positivas. Faça o mesmo com as outras pessoas. Não há razões para fazer comentários negativos sobre seu corpo ou sobre os corpos das outras pessoas.

Exercite-se

Não só o exercício te fará se sentir e parecer melhor, ele te deixará forte e confiante. Como com as escolhas alimentares, escolher uma forma de exercício que te agrade fará com que seja mais fácil continuar nela. Caminhada, natação, remo, esportes em equipes ou individuais, ou qualquer coisa que faça seu coração acelerar e te faça suar um pouco. De preferência, você encontrará uma atividade física desafiadora, que goste, a ponto de se tornar algo que você mal vê a hora de fazer.

O exercício é muito importante para escapar da compulsão alimentar, mesmo para quem não tem problemas com a imagem corporal. A força e a energia que acompanham a atividade física regular fazem com que seja mais fácil não precisar comer demais.

Durma

Não dormir o bastante pode danificar sua imagem corporal. Pode te fazer ganhar peso e te deixar mais velho e, bem, cansado. O sono rejuvenesce. Seu corpo se repara e se restaura enquanto você dorme. Você parecerá mais saudável, porque estará mais saudável. Uma boa noite de sono também pode revigorar o ânimo, já que os níveis de energia sobem.

Se Poupe

As recaídas acontecem. Não adianta se culpar por sair da linha. Ficar chateado por uma recaída te coloca de volta no ciclo da vergonha que te deixou assim. Reconheça que é um problema difícil e que haverá falhas, mas que você está no caminho certo para a saúde e terá sucesso. Tudo que pode fazer é se dar a melhor chance para o sucesso todos os dias.

Cuide de Si Mesmo

A melhor maneira de vencer a compulsão alimentar é através do autocuidado. Cuidar de si mesmo, com boas comidas que satisfazem todas as necessidades do seu corpo e as de gostar do que come. Dormir o suficiente e se exercitar, para te deixar mais saudável e feliz, é autocuidado. Encorajar uma imagem corporal positiva também é cuidar de si mesmo, ao aceitar e gostar de quem você é. Então, cuide de si mesmo e fique saudável!

Conclusão

Obrigado por chegar ao final de *Compulsão Alimentar: Guia Para Parar e Superar a Compulsão Alimentar*, esperamos que tenha sido informativo e que tenha te oferecido todas as ferramentas necessárias para atingir seus objetivos, quaisquer que sejam.

O próximo passo é decidir que quer mudar sua vida. Está pronto para fazer os esforços necessários para deixar sua vida melhor? Sair do caminho que leva à obesidade, diabete, saúde ruim física e mentalmente e uma morte precoce? Começa com a vontade de mudar.

Agora que sabe por que algumas comidas e hábitos alimentares levam à obesidade e diabetes, você pode tomar a decisão informada do que comer e quanto. Adicione na conta em que horários você come e terá a habilidade de fazer seu plano de refeições sob medida, para atingir os objetivos específicos que definiu para si próprio. Seja escolher perder peso, só sair da compulsão, ou os dois, depende de você.

Parece que é muito trabalho. Felizmente, os passos deste livro são relativamente fáceis. Não pedimos que abra mão de comidas que você ama nem esperamos que sue miseravelmente enquanto faz exercícios que odeia. Não precisa fazer dieta nenhuma. Na verdade, pare completamente com a dieta. Ela não te ajudará, na verdade pode te afetar, fazendo com que você se rebele e volte a comer compulsivamente. Ela muitas vezes é parte do ciclo da compulsão, que está te impedindo de viver ao máximo. Por estas razões, ela deve ser rejeitada.

Encontrar maneiras de se curar da compulsão que são sustentáveis – ou seja, que são agradáveis de se fazer, então é mais fácil continuar fazendo elas – é a chave para mudar para a vida toda e se libertar da comilança. Você pode mudar sua vida, e agora tem as ferramentas para fazer isto.

Então saia e viva sua vida plena. Uma vida cheia de atividades divertidas e uma alimentação feliz e saudável, que vale a pena viver. Seja livre da compulsão, da vergonha e de prejudicar a si próprio, que acompanham ela. Desfrute de ter energia e cura com o que você come, em vez de se sentir arrasado depois. Viva na confiança de que você terá sucesso, mesmo se der uma recaída, o caminho de volta para a saúde está aqui para você. Fique confortável no seu corpo e confiante ao redor das pessoas, sem ser vitimizado pelos problemas corporais negativos. Viva como um exemplo para os outros que a compulsão alimentar pode ser conquistada.

www.ingramcontent.com/pod-product-compliance
Lightning Source LLC
Chambersburg PA
CBHW072332270726
48658CB00016B/2371